Barthélemy.

Au Profit

de l'oeuvre

des Pauvres Filles.

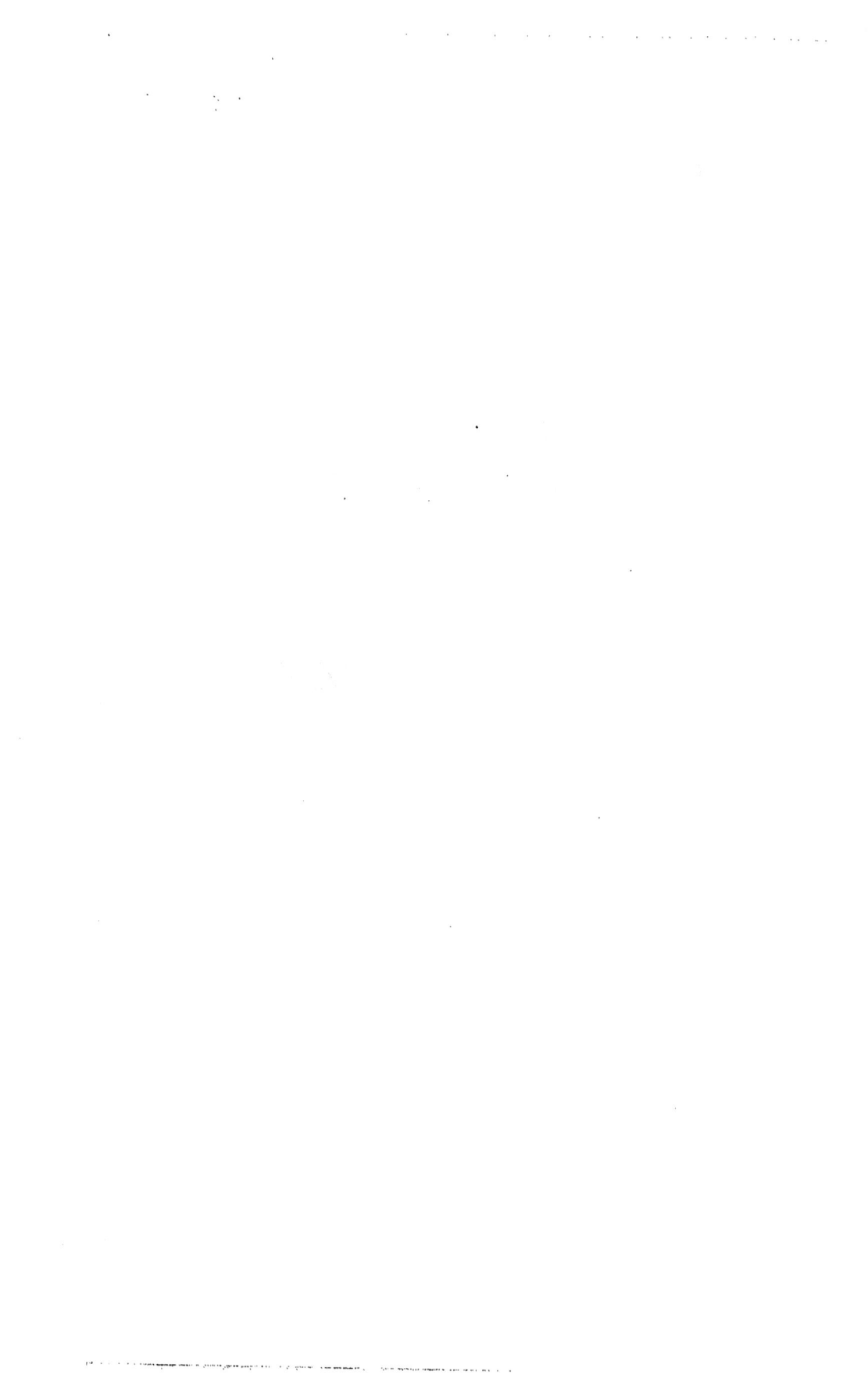

COUP D'OEIL

SECONDE INVASION DU CHOLÉRA

A MARSEILLE,

NOTICE LUE EN SÉANCE DE LA SOCIÉTÉ DE STATISTIQUE,

Par M. Barthélemy,

Conservateur du Musée d'Histoire naturelle.

Quæque miserrima vidi.

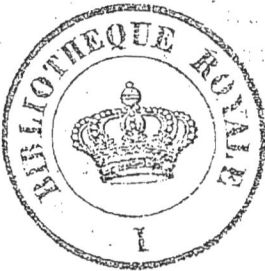

4 Août 1835.

Depuis le 15 mars, époque à laquelle les derniers cas de
avaient été enregistrés dans les bureaux des secours
la population marseillaise, revenue de la juste
i avait inspiré l'épidémie flagrante, élevait

1

vers le Ciel ses vœux dictés par la reconnaissance et reprenait gaîment ses habits de fête. Toutes les professions s'efforçaient à l'envi de réparer les pertes occasionées par la stagnation dont les affaires avaient été frappées pendant trois mois environ, et chacun aimait à se persuader que le terrible choléra avait quitté pour jamais nos bords attristés naguères par sa présence.

Cependant, au dire des médecins, quelques cas se montraient encore isolés, en avril; et la pratique des hôpitaux en avait constaté plusieurs.

Les journaux, dans le courant de mai, parlèrent successivement d'invasion cholérique à Cette et à Agde où elle exerçait des ravages; et, dans les premiers jours de juin, l'apparition de ce terrible ennemi dans les murs de Toulon, était signalée officiellement par les feuilles publiques.

Je laisse à l'historien qui aura la triste mission de retracer les scènes de deuil et de désolation dont cette malheureuse ville a été le théâtre, le soin de nous faire connaître sur quel point le fléau a frappé ses premiers coups, et quelles ont été ses premières victimes. Quant à moi, je ne m'occuperai que des désastres qui en ont été la conséquence.

C'est un besoin pour moi de dire, avant tout, qu'à l'époque où nous fûmes étreints, pour la première fois, dans les bras contaminés de ce fléau cosmopolite, ceux de nos compatriotes qui, dirigés par une frayeur invincible dont on ne saurait leur faire un crime, portèrent leurs pas vers Toulon, n'y reçurent pas toujours, de la part d'une certaine partie de la population, un accueil bien hospitalier. Nous allons voir si la charitable Marseille se sentit prise à son tour d'un sentiment aussi vil d'égoïsme!

Et plût à Dieu que, se méfiant davantage du danger auquel elle allait se livrer, elle eût, si non repoussé les fuyards en grand nombre, qui venaient impatroniser parmi nous leur terreur, leurs haillons et leurs corps peut-être déjà voués à l'état de cadavre, du moins secouru leur dénûment et leur misère avec ces précautions que commandaient évidemment les circonstances! Gardons-nous toutefois d'accuser personne, abstenons-nous de toute réflexion pénible et soyons simple narrateur.

Quelques voyageurs isolés, arrivés à la hâte de Toulon, faisaient des premiers effets de l'épidémie dans cette ville une sombre peinture. La marine de guerre était déjà veuve de plusieurs de ses chefs les plus recommandables; l'armée de terre était aussi rudement frappée dans la personne de quelques officiers supérieurs; le corps médical regrettait son vénérable doyen, mort du choléra autant que de douleur en voyant son impuissance à soulager ses malheureux compatriotes.

Mais bientôt les émigrans se succèdent sans relâche; ils se dirigent sur tous les points des départemens du Var et des Bouches-du-Rhône; les routes en sont couvertes; ils arrivent par colonnes à nos portes; ils campent dans nos rues, sur nos places avec leurs meubles et leurs effets. Le faubourg de Rome surtout en pullule; et notre grand Cours offre, au lever du soleil, l'aspect d'un véritable bivouac. Les riches encombrent les hôtels, les gens de la classe aisée se casent dans des logemens en ville, les malheureux occupent le pavé du roi et tombent forcément dans le domaine de la commisération publique. Cette bienfaisance sublime qui est le plus bel apanage de notre admirable population, s'exerce avec fruit pour eux. Les femmes des halles font des quêtes abondantes, et bientôt les malheureux Toulonnais ont des ressources en argent, en vêtemens, car le pain ne leur a jamais manqué, avant même qu'il ait été pris à leur égard quelque mesure administrative. D'un autre côté, des sous-criptions sont ouvertes dans les bureaux des divers journaux, aux cercles, dans les différens lieux publics ; et leur produit vient adoucir encore les peines d'une cruelle émigration.

Quelques jours s'étaient à-peine écoulés, au milieu de la douleur que nous éprouvions en lisant le récit des misères de nos infortunés voisins, au milieu de la tendre sollicitude que nous inspiraient ceux de nos médecins que le désir de s'instruire des causes et des effets d'un mal qui a échappé jusqu'à ce jour à toutes les investigations de la science, ceux de nos jeunes gens qu'un dévoûment admirable, qu'un esprit ardent de charité avaient conduit dans les hôpitaux de Toulon pour y soigner les malades, et déjà le cri d'alarme est jeté parmi nous.

Le mardi, 14 juillet, 42 cas de choléra sont signalés et suivis de 26 décès. On attend avec anxiété la journée du lendemain ; elle s'annonce moins malheureuse. L'ouverture des bureaux sanitaires à-peu-près arrêtée d'abord, puis suspendue jusqu'à nouvelles informations, est bientôt décidée parce que la nécessité devient imminente. Les mêmes hommes qui s'étaient voués aux honorables fonctions de directeurs des secours, de consolateurs de l'infortune dans les premiers mois de l'année, les reprennent avec empressement en juillet. Heureux ceux d'entre eux qui n'en sont point empêchés par des raisons au-dessus de leur volonté et qui peuvent, dans une nouvelle et plus terrible circonstance, donner un autre témoignage public de leur généreux patriotisme. La même direction est donnée aux secours sanitaires, sauf les modifications qui peuvent être jugées nécessaires, les mêmes médecins, les mêmes élèves sont chargés de les administrer ; et certes leur zèle et leur dévoûment ne resteront point en arrière.

Jusqu'alors (15, 16 juillet) une sombre inquiétude circule seule dans le peuple. Il s'interroge, il se compte. Quelques coups isolés çà et là n'ont pas fait dans ses rangs un vide qui puisse sérieusement l'alarmer. La marche des affaires n'éprouve jusqu'alors aucune entrave bien notable. La bourse est fréquentée, le matin et le soir, par le nombre à-peu-près accoutumé de ses affidés.

Cependant quelques-uns de nos médecins, de nos jeunes gens ont quitté Toulon et viennent chercher dans la ville natale la guérison du mal dont ils ont éprouvé les atteintes. Les autres s'obstinent à subir jusqu'au bout la terrible épreuve à laquelle ils se sont soumis. L'histoire des malheurs de Toulon en 1835 aura sans doute une page éloquente pour ceux d'entre eux qui ont trouvé dans ses murs la mort glorieuse des martyrs.

L'aspect de notre ville (17 juillet) devient de plus en plus triste. De nombreux départs ajoutent encore à ce sentiment de terreur que chacun éprouve. Le chiffre des décès augmente progressivement dans les journées des 18, 19, 20, 21 et 22; il dépasse bientôt (23, 24, 25, 26, 27, 28) celui qui avait été arrêté dans les jours les plus néfastes de la première invasion.

Quelques commerçans notables, un intendant de la santé publique, un médecin distingué, des personnes haut placées sur les degrés de l'échelle sociale, une foule de gens des classes moyennes et du peuple succombent sous les coups de l'épidémie. Ces attaques sont foudroyantes pour les uns, peu lentes pour les autres; on se demande si quelques-uns sont conduits en voie de sauvement. Dès-lors la consternation est à son comble. L'émigration devient incessante et colporte avec elle, dans les quartiers de la banlieue, les germes d'un mal qui y avait été jusqu'alors inconnu. Où fuir désormais?

Où diriger ses pas incertains? Aix, St-Chamas, Grans, Aubagne, tous les arrondissemens du département des Bouches-du-Rhône, à quelques exceptions près, sont contaminés! Heureux ceux qui, dans ce terrible sauve-qui-peut, ne vont point laisser leur fragile dépouille sur une terre étrangère; sages sont ceux qui se décident à ne point quitter leurs pénates, qui se résignent à mourir, s'il le faut, sous le toit de leurs aïeux, qui aiment mieux reposer dans le tombeau de famille que d'aller chercher au dehors des espérances chanceuses de salut.

Les magasins, les boutiques sont fermés successivement. Les rues sont à-peu-près désertes. Toutefois, on n'a pas à craindre à Marseille, (ce qui a eu lieu à Toulon) pour l'approvisionnement des bouches qui restent dans son enceinte. Le Maire de la cité, retenu pour sa santé, aux eaux de Vichy, revient en toute hâte, aux premiers avis qu'il reçoit de l'invasion du choléra et remplace sur le fauteuil municipal son adjoint qui l'a si dignement occupé pendant l'absence du titulaire. Le service des subsistances est l'objet de sa vive sollicitude; quelques mesures sagement arrêtées font cesser pour l'avenir toute idée d'embarras.

M. le Préfet, qu'une indisposition grave avait empêché de quitter Paris immédiatement, ne tarde pas de revenir au chef-lieu de sa préfecture.

Tous les fonctionnaires supérieurs et autres des divers ordres sont chacun à leur poste, et rivalisent de zèle.

Naguères, le son funèbre des cloches portait au loin l'annonce des effets rapides du fléau. Ces cloches restent muettes par suite d'ordres dictés par la prudence; et ce silence même a sa tristesse et son deuil, parce qu'il laisse tout à supposer; et comme s'il manquait un dernier trait à ce tableau, le service des inhumations éprouve des entraves

qui vont croissant avec la mortalité. Le saint viatique ne tra-
verse plus nos rues avec cet appareil qui l'entoure si majes-
tueusement en temps ordinaire. On entend incessamment les
pas cadencés des porteurs de cercueils qui, harrassés de fatigue et penchés les uns sur les autres, transportent pénible-
ment leur funèbre fardeau au lieu de la dernière demeure.
Les cercueils sont quelquefois six, huit, dix à la file les uns
des autres; ils se réunissent souvent en plus grand nombre
dans le trajet et figurent une longue procession, noire,
morne, et dont le piétinement n'est interrompu que par
l'hymne des morts psalmodié par le prêtre qui ouvre la
marche. Mais bientôt ce mode de service usité dans nos pays
méridionaux ne peut être continué. Les porteurs recrutés
de tous côtés ne sont plus en nombre suffisant. On a re-
cours à de vastes tombereaux demeurés sans emploi par la
cessation des occupations journalières. Ils font, dans les divers quartiers, des tournées multipliées et enlèvent, à do-
micile ou dans les églises, les nombreux cercueils des ci-
toyens moissonnés. La fabrication même de ces cercueils
n'est plus suffisante. Désormais, celui qui voudra n'être
point privé de cette dernière enveloppe, devra y pourvoir
avant de rendre le dernier soupir; l'Autorité est réduite à
faire connaître, par un arrêté officiel, que le monopole de
cette fabrication a cessé par le fait, et que chacun peut
s'y livrer à sa convenance. D'un autre côté, les fosses ouvertes au cimetière unique de la ville ne sont plus en rapport avec le nombre de corps qu'on y convoie sans relâche.
D'énormes tranchées sont alors creusées, et les reçoivent,
pêle mêle, les uns, bien rares toutefois, dans leurs cercueils, les autres ensevelis simplement dans leur suaire.
On a vu, j'ai horreur de le dire, quelques hommes qui, ne
voulant pas confier à des mains mercenaires le soin de la

sépulture de personnes qui leur étaient chères, les ont trans-
portées sur leurs épaules au cimetière, y ont creusé de leurs
mains une fosse suffisamment profonde, où ils ont déposé ces
restes précieux à leur cœur, sans formules religieuses il est
vrai, mais avec cette religion du sentiment et de la douleur
qui élève et ennoblit l'homme qui en est pénétré.

Oh! que de scènes déchirantes se sont passées dans ces
jours de désolation! Que de généreux dévoûmens n'ont-ils
pas éclatés de toutes parts! Ici, une famille tout entière
préside aux funérailles de son chef, et s'abreuve, jusqu'à la
lie, de ce calice le plus amer qui puisse lui être offert. Là,
un ecclésiastique respectable, après avoir adouci par de religieuses consolations les derniers instans d'un moribond,
se voue encore au soin pénible et rebutant pour bien d'autres, de descendre le cadavre dans ses bras, et de le déposer
sur le char funèbre. D'autre part, d'admirables jeunes gens,
animés d'un véritable esprit de philanthropie, font le service des ambulances et se multiplient partout où il y a des
malades à soigner, des concitoyens qu'il faut tâcher d'arra-
cher à une mort le plus souvent trop certaine. Quelques-uns,
appartenant à la plus haute classe de la société, se sont con-
stitués en association charitable et président aux inhumations dans lesquelles ils ramènent l'ordre et la décence dont
malheureusement, au milieu du bouleversement général,
on s'est momentanément écarté. Quelques autres n'hésitent
pas à se livrer à la recherche de malades que l'on suppose
avoir succombé dans de misérables réduits. Ils y pénètrent,
au milieu de l'infection qui y règne, enlèvent les cadavres
en état de décomposition bien avancée, et se chargent de
leur inhumation.

Honneur à ces jeunes hommes! Que leurs noms soient
inscrits en lettres d'or sur la liste des amis de l'humanité!

Qu'on institue pour eux de nouvelles récompenses civiques!
La population de Marseille applaudira à leur triomphe si
justement mérité!

Honneur, amour, gratitude éternelle à ces médecins
philanthropes que le désir de soulager nos compatriotes a
seul conduit dans nos murs! Regrets douloureux à ceux
d'entre eux qui ont trouvé dans leur dévoûment une fin
prématurée et glorieuse; car il est beau de mourir pour le
bien de l'humanité!

Oh! combien ce malheureux épisode de notre histoire
contemporaine ne rappelle-t-il pas le souvenir du terrible
fléau qui désola Marseille en 1720! Combien ce rappro-
chement, quelque faible qu'il soit, n'élève-t-il pas encore à
nos yeux et n'affermit-il pas sur leurs colonnes votives ces
hommes sublimes de dévoûment auprès desquels nos aïeux
cruellement châtiés par la main de Dieu, trouvèrent con-
stamment secours et consolations!

Telle a été, depuis le 14 juillet jusques au dimanche 26,
la marche progressive du choléra. Tel est le coup d'œil
moral et physique que notre ville a présenté pendant cette
trop longue suite de jours à jamais néfastes.

Aux yeux de tous les praticiens, comme à ceux des personnes étrangères à l'art de guérir qui ont suivi les phases
de l'épidémie, son état d'intensité avait atteint son apogée
dans les trois journées si meurtrières des 24, 25 et 26.

On pouvait conséquemment s'attendre à un état stationnaire, pendant quelques jours encore, si ce n'est à un com-
mencement de décroissance.

Le peuple avait demandé que l'on fît descendre la Vierge
de la Garde; et, comme dans la première invasion du choléra, cette demande fut favorablement accueillie. Le 26 au
matin, les apprêts de la cérémonie religieuse se faisaient de

toutes parts. Comme jadis, la vue de cette Vierge protec-
trice de Marseille fit éclater les larmes et les sanglots ; comme jadis, les mères élevèrent vers elle leur tendre progéni-
ture ; de jeunes filles vêtues de blanc lui furent de nouveau
consacrées ; comme naguères, les mères privées de leurs enfans, les épouses privées de leurs époux, les enfans devenus
orphelins, déposèrent à ses pieds le tribut de leur douleur.
Partout sur son passage, le matelot aventureux pour qui la
religion est un besoin, le fier soldat qui n'aime point à se
découvrir devant une image sainte, fléchissent le genou, et
confondent leurs vœux et leurs vivats avec ceux de la foule !
L'impie lui-même, s'il pouvait se trouver un homme assez
malheureux pour l'être, ne saurait se défendre d'un vif
saisissement à la vue de ce touchant spectacle ! Quelques-
uns qualifieront peut-être ces pieuses démonstrations d'une
population abattue mais résignée, du nom de fanatisme ?
Le fanatisme serait désormais recommandable à tous les
yeux, puisqu'il serait l'expression d'une foi vive, ardente,
en la protection toute puissante de la divine Mère de Dieu,
de cette Mère chérie qu'on n'invoquera jamais en vain dans
l'adversité !

Un fait remarquable a été à constater, c'est que malgré
l'agitation résultant des apprêts de cette journée mémora-
ble, malgré l'agglomération de la population, malgré la
longueur et la fatigue de la cérémonie, le chiffre des décès
a été moindre ce jour même, et qu'il a diminué sensible-
ment le lendemain. On peut affirmer que le moral du peuple a été singulièrement réhaussé par sa confiance ; et, qu'à
partir de ce moment, la physionomie de la ville a pris un
aspect moins affligeant et a laissé entrevoir une marche
progressive vers un état d'amélioration vivement désiré.

On se souvient qu'à la cessation de la peste de Marseille,

en 1721, le vertueux évêque de Belsunce ordonna une procession générale; qu'une messe solennelle fut célébrée sur le Cours par ce prélat; qu'il fit, aux yeux de son troupeau décimé, amende honorable, les pieds nus et la corde au cou. Mgr de Mazenod, Évêque actuel du diocèse, a voulu, malgré son grand âge et ses infirmités, renouveler le vœu de son saint prédécesseur et célébrer une messe d'actions de grâces, aux mêmes lieux qui avaient été témoins de la componction de M. de Belsunce et de la touchante ferveur de ses ouailles. Tout ce que Marseille renfermait, ce jour là, de population valide et non occupée au service des malades se pressait sur la vaste promenade du Cours et dans la rue d'Aix. Le recueillement était admirable; le spectacle de ce peuple agenouillé et priant était sublime. Un accident qui pouvait avoir des suites fâcheuses fit éclater tout ce que le peuple porte de vénération et d'amour pour son pasteur. L'échaffaudage mal assujetti de l'autel dressé à la hâte, s'écroule avec un craquement effrayant, au moment même où la bénédiction ayant été donnée, le St-Sacrement allait être conduit processionnellement à l'église de St-Martin. Les prêtres qui stationnent sur les marches de l'autel sont entraînés dans la chute, et Mgr de Mazenod reste suspendu, comme par miracle, sur une faible planche, d'où il est enlevé avec empressement. Un frémissement électrique a circulé dans toute la masse agenouillée. Des cris de douleur succèdent à cette première et fâcheuse impression. On ne sait encore au juste quel est le résultat de l'accident qu'on regrette. On craint pour les jours de l'Évêque; mais bientôt la sécurité renaît parmi la foule, car le pasteur apparaît sur le balcon d'une maison voisine, et, du haut de cette chaire improvisée, rassure les Fidèles et leur donne sa bénédiction.

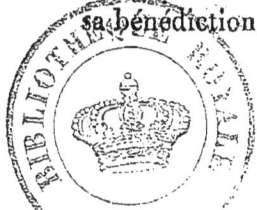

Après quinze jours de station dans l'église majeure, où le concours des Fidèles était innombrable, la statue de la Vierge de N. D. de la Garde fut remontée dans la chapelle de ce nom, avec une pompe non moins majestueuse, avec une ferveur de prières non moins dignes d'admiration, que celles qui avaient présidé à sa descente au sein de la population marseillaise.

Ici semble devoir s'arrêter ma narration, puisque, à cette époque, la maladie avait dépouillé son caractère si grave de malignité; et d'ailleurs, je n'ai ni l'intention ni les moyens de donner un état de chiffres dont l'exactitude n'est pas suffisamment constatée.

Je me bornerai donc à dire que l'influence épidémique s'est maintenue à-peu-près la même pendant plus d'un mois, à partir du point où je me suis arrêté; qu'elle a éprouvé des variations en rapport avec les variations atmosphériques, et qu'elle a fait encore bien des victimes.

Toutefois, je ne terminerai point sans examiner rapidement les rapprochemens qui peuvent exister entre les deux invasions cholériques dont nous avons fait la pénible épreuve dans l'espace de moins d'un an.

Les variations atmosphériques ont été, incontestablement, la cause première du mal, dans l'une et l'autre invasion.

Jamais, en effet, depuis longues années, le baromètre n'avait eu une existence plus agitée.

Une brume épaisse, refoulée brusquement du nord au sud, était ramenée bientôt après du sud au nord avec la même violence, ou bien elle restait stationnaire sur la ville et imprégnait tous les corps de sa malfaisante humidité. Le même phénomène se passait à Toulon; et, dans cette ville comme à Marseille, on a pu remarquer que les jours brumeux, avec ou sans agitation de l'air, ont été les plus meurtriers. La même cause a donc produit, là comme ici, les mêmes effets (1).

Et cependant, bien des gens assignent pour cause à la première invasion, le transport à Marseille d'effets de cholériques, venus d'Oran, comme on attribue généralement nos nouveaux malheurs à l'émigration toulonnaise, qui nous aurait apporté la contagion ou l'infection, comme l'on voudra. Mais ici se présente le conflit d'opinions des contagionistes et des non-contagionistes, question épineuse, ardue, qui a besoin de révision, et au sujet de laquelle les jugemens rendus ne paraissent pas devoir être sans appel.

La première invasion, quelle que soit sa cause, nous surprit au cœur de l'hiver, d'un hiver tempéré, bien que nous eussions eu des pluies abondantes. Dans cette saison de l'année, la classe indigente de la population est toujours

(1) La description d'un phénomène singulier doit trouver ici sa place : elle pourra servir peut-être aux physiologistes qui étudient le choléra.

Les pluies ont été très-abondantes dans le courant de l'année. Sur bien des points, elles ont occasioné des inondations fâcheuses. Ces pluies n'ont pas été seulement locales : les arrondissemens du département des Bouches-du-Rhône, le département du Var en ont également subi l'influence ; et pourtant, même après des averses toutes récentes, les marais situés dans l'étendue de l'arrondissement d'Arles sont à-peu-près à sec ! Cet état insolite de siccité n'est-il pas dû à une évaporation tout aussi extraordinaire ; et cette évaporation d'amas d'eaux croupissantes, toujours plus ou moins délétères, à cause de la décomposition des fucus et autres matières végétales, n'a-t-elle pas contribué à vicier l'air au point que, par les courans du nord au sud, notre ville se soit trouvée tout-à-coup sous une influence pestilentielle ? Cette cause n'est-elle pas surtout applicable aux villes d'Arles, Grans, St-Chamas, Lançon, Martigues, Berre, comme à d'autres points plus immédiatement rapprochés de ces marais infects ?

plus ou moins souffrante. La sollicitude des bureaux de secours, en distribuant, à cette époque, aux nécessiteux, de
bons alimens, des combustibles, des couvertures, atténua
sans doute beaucoup les effets d'un fléau dont le seul nom
imprimait une invincible terreur ; du reste, le peuple ne
pouvait alors périr de ses propres excès.

Dans cette nouvelle et plus fâcheuse occurrence, absence
pour lui de ces besoins corporels dont l'hiver ramène pério-
diquement la cohorte impérieuse. Nous nous approchions
de la canicule, crise annuelle où le moindre vêtement est
une gêne, presque un supplice, où la voûte du ciel est le
lambris le plus pur que l'on puisse rechercher, la terre la
couche la plus délassante des fatigues d'une journée brû-
lante. La vie animale est aussi plus facile et moins chère ;
c'est pourquoi les commissions sanitaires ont, cette fois,
délivré beaucoup plus de médicamens, que de bons de pain,
de viande et autres comestibles. Il est à-peu-près incontes-
table que l'abondance des fruits de la terre, si heureuse en
tout autre circonstance, a servi, dans celle-ci, de véhicule
aux ravages du choléra. Jamais, en effet, la terre ne fut
plus prodigue de ses trésors ; jamais nos marchés n'en virent
un tel étalage ; jamais aussi l'avidité du peuple ne fut davantage mise à l'épreuve de la séduction, à cause du vil prix
auquel tout se vendait.

C'est en vain que la police vigilante fait jeter à la voierie
tous les fruits de mauvaise qualité ; c'est en vain que la sollicitude du premier Magistrat de la ville signale les dangers
de l'abus de certains fruits ! Plus il y a de sage sévérité, plus
le fruit défendu présente de douceurs et de charmes ; plus
le danger est indiqué, et plus aussi on semble vouloir le
braver : les exemples les plus terribles demeurent sans effet
pour ceux qui en sont les témoins. On affecte complaisam-

ment de se croire placé dans une position privilégiée ; et l'on transige avec son avidité, avec sa gloutonnerie, en se disant que jamais on n'a eu à souffrir de leurs effets.

Oh ! combien de personnes ont péri victimes de ces idées funestes, de ce mépris des avertissemens les plus salutaires ! Combien d'autres encore, retenues par un sentiment de discrétion déplacée, par un faux respect humain, ont négligé ces prodromes de la maladie qui, lorsqu'on s'en occupait à temps, facilitaient les moyens d'en enrayer la marche trop rapide ; car il importe d'observer que presque toujours, excepté dans quelques cas de prompte asphyxie, ces prodromes ont existé. Pour les uns, ils ont servi d'avertissement utile ; pour les autres, ils ont été les avant-coureurs d'une mort rapide, au milieu d'atroces souffrances.

Heureux encore ce peuple trop souvent ingrat envers la main qui le soulage, d'avoir fait, dans la première invasion, l'expérience des secours utiles et désintéressés qui lui étaient offerts de toute part. Sa docilité, on peut le dire, sa confiance ont été entières, dans cette dernière et terrible occurence, et n'ont pas peu contribué à lui épargner plus de mal. Il a souffert avec résignation ; et remercie aujourd'hui le ciel de sa délivrance long-temps retardée par bien des causes auxquelles la rentrée imprudente et intempestive de bien des émigrans n'est sans doute pas étrangère.

Peu de mois suffiront probablement pour affaiblir, sous notre climat heureux, dans une ville riche par son commerce et son industrie comme l'est Marseille, le souvenir des maux que nous avons soufferts. Toutefois, il est une plaie qui sera long-temps saignante ; c'est celle des nombreux orphelins dont les parens ont succombé dans le cours de la première ou de la deuxième épidémie. Une seconde Providence veille sur eux avec la plus touchante

sollicitude ; je veux parler de l'œuvre des pauvres filles di-
rigée par des dames aussi pieuses que charitables, œuvre
éminemment recommandable, vers laquelle se porte l'inté-
rêt général, et à laquelle la charité publique ne cessera
d'être en aide.

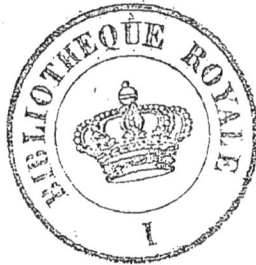